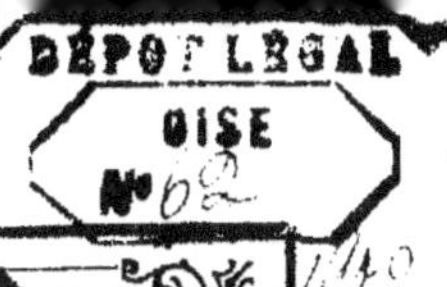

HYGIÈNE

DES

MAGASINS & DES ATELIERS

(Modes, Couture, Nouveautés, etc.)

PAR

D' L. O'FOLLOWELL

Mention honorable de la Faculté de Médecine de Paris

Membre de la Société Française d'Hygiène.

H. GOUDAL

Officier de l'Instruction Publique

Secrétaire de la Société Française d'Hygiène.

CLERMONT (OISE)

IMPRIMERIE DAIX FRÈRES

3, PLACE SAINT-ANDRÉ, 3

—

1900

DES MÊMES AUTEURS

H. GOUDAL

Le lait et le képhir, in-12. Hubert.

Alimentation artificielle des nouveaux-nés, in-12. Hubert.

Premiers soins à donner aux blessés, in-12. Hubert.

Hygiène coloniale. in-12. Hubert.

Traité des accidents (en collaboration avec le Dr Gesual), in-8°. Giard et Brière.

Le Dermosol, Bulletin de la Société française d'hygiène, 1894.

Secours médicaux aux marins pêcheurs (en collaboration avec le D^r O'Followell), diplôme d'honneur du Congrès de sauvetage 1899, in-8°. Ollier-Henry.

D^r O'FOLLOWELL

L'anesthésie locale par le gaïacol, le carbonate de gaïacol et par le gaïacyl, 1 vol. in-8°. Ollier-Henry.

Les aliments d'épargne : alcool, kola, maté, in-12. Jouve et Boyer.

Le transport rapide des blessés, in-12. Jouve et Boyer.

L'antisepsie, les plaies, les pansements antiseptiques, in-12. Jouve et Boyer.

Sur le traitement de deux cas de névralgie faciale. tic douloureux de la face, in-thèse Gaumerais, in-8°. Jouve.

Secours médicaux aux marins pêcheurs, in-8°. Ollier-Henry (en collaboration avec H. Goudal). Diplôme d'honneur du Congrès de sauvetage, 1899

Influence de la bicyclette sur les organes génitaux de l'homme et de la femme, 1 fort vol. Paris.

CONGRÈS INTERNATIONAL DE SAUVETAGE

CINQUIÈME SECTION

SECOURS AUX BLESSÉS

DANS LES

CHANTIERS ET ATELIERS INDUSTRIELS

Tout travailleur est exposé à être blessé plusieurs fois pendant l'exercice de son métier, et si nous consultons la statistique des accidents du travail nous voyons que le taux de la mortalité qui indique le risque professionnel d'un métier atteint $2,5\ ^{0}/_{00}$ et qu'il le dépasse même dans certains cas lorsqu'il s'agit de travaux très dangereux exécutés par des hommes spéciaux.

D'un autre côté, les cas d'incapacité de travail, permanente ou totale, produits par des accidents sont très nombreux ; par suite il faut tenir compte dans le prix de revient des objets manufacturés, non seulement des indemnités à payer aux héritiers des victimes du travail, mais encore des sommes nécessaires pour remettre les blessés en état de travailler.

Tout le monde reconnaît aujourd'hui que plus les blessés seront rapidement secourus, plus tôt ils reprendront leurs occupations journalières; c'est pourquoi la question des prompts secours est à l'ordre du jour dans presque tous les pays civilisés. Malgré les perfectionnements apportés dans le service des ambulances urbaines, il existe toujours un délai plus ou moins long entre le moment où se produit l'accident et celui auquel les services médicaux arrivent; il serait donc bon de propager le plus possible la marche à suivre pour permettre à un blessé d'attendre sans danger la venue du médecin.

Depuis l'année 1888 nous avons introduit dans les congrès de sauvetage la mise à l'ordre du jour de la question relative aux secours à donner aux blessés, et nous avons trouvé dans les comptes-rendus des divers congrès internationaux des accidents de travail des éléments qu'il serait utile de faire connaître aux sauveteurs. Nous avons donc prié nos camarades de l'école centrale, et nos collègues de diverses sociétés scientifiques de faire des rapports sur ce qu'il y aurait lieu de faire en cas d'accidents arrivant dans les diverses branches d'industrie dont ils s'occupent spécialement.

Une question à l'ordre du jour est celle des grands magasins, car on ne tient pas compte dans le salaire des employés des maladies qu'ils y contractent et des accidents qui leur arrivent. M. le Dr O'Followell membre et M. H. Goudal, secrétaire, de la Société française d'hygiène, ont bien voulu se charger de faire un rapport sur cette question. Ainsi qu'on peut le voir, ils ont recueilli d'intéressants détails sur la première partie du rapport que nous leur avons demandé, mais ils n'ont pu obtenir de renseignements sur le nombre des employés blessés par suite de chutes, de piqûres, de coupures, etc...

Les autres questions traitées dans la section V seront les suivantes :

Accidents à bord des bateaux à voiles et à vapeur, par M. CHASSAREL, sous-directeur de la Marine marchande, et M. de SEILHAC, administrateur du Musée social.

Accidents relatifs aux travaux agricoles, par M. le baron Henry d'ANCHALD.

Accidents dans les usines et ateliers, par M. H. MAMY, directeur de l'Association des industriels de France.

Accidents relatifs aux chemins de fer, par M. de BÆCKER, inspecteur général-adjoint à la Compagnie du Nord.

Accidents produits dans les mines, par M. CHALON, ingénieur expert.

Accidents dans les chantiers de travaux publics, par M. Max de NANSOUTY, ingénieur des arts et manufactures.

E. CACHEUX.
Président de la Ve section

HYGIÈNE DES MAGASINS & DES ATELIERS

Modes, Couture, Nouveautés, etc.

PAR

Dᵣ L. O'FOLLOWELL,
Mention honorable de la Faculté de Médecine de Paris
Membre de la Société Française d'Hygiène

H. GOUDAL,
Officier de l Instruction publique
Secrétaire de la Société Française d'Hygiène

INTRODUCTION

De toutes les causes qui favorisent le plus l'éclosion, le développement et la propagation des maladies, une des plus importantes c'est la réunion, l'agglomération dans un local toujours le même d'un grand nombre d'individus. Et le travail, la vie en commun, auront des conséquences d'autant plus funestes que le surmenage sera plus grand, que l'aération sera plus incomplète, que les mesures prophylactiques seront plus insuffisantes.

C'est donc avec raison que les médecins se sont occupés de l'hygiène des casernes, des écoles, des ateliers, des prisons indiquant non seulement des règles d'hygiène générale, mais encore donnant des préceptes spécialement en rapport avec le genre de vie des sujets qui composent chacun de ces groupements.

Il n'en a pas été de même pour cette très importante et très intéressante classe de la société que constitue le personnel des grands magasins. Si les hygiénistes ne se sont qu'incidemment occupés de ces vastes établissements, c'est parce que le grand magasin ne s'est pas créé brusquement et qu'il est de date relativement récente.

Jadis l'acheteur devait s'adresser a autant de fournisseurs différents qu'il avait d'objets différents à se procurer. Le commerçant ayant alors naturellement des locaux peu importants, les employés étaient peu nombreux et les inconvénients possibles de leur état n'étaient pas aggravés par l'agglomération du personnel, par le va-et-vient d'un grand nombre de clients. Aujourd'hui l'on veut faire vaste. La mode est à la grande maison, soit parce que l'on y trouve dix, vingt, cent articles divers, soit parce qu'elle ne vend qu'un seul article, mais sous les formes, sous les aspects les plus variés.

L'étendue des magasins est devenue plus considérable, plus considérable le nombre des clients et celui des employés, mais plus considérables surtout les risques d'infection et de contamination.

La question de l'hygiène des grands magasins est donc une question neuve, car « l'hygiène des grands magasins est encore à créer ».

C'est pourquoi le 14 janvier 1898, notre collègue et ami, M. le Dr Foveau de Courmelles, après avoir fait à la Société française d'Hygiène, une communication sur l'hygiène des demoiselles de magasin, exprimait le désir de voir ce sujet approfondi être l'objet d'un travail spécial.

Sauf deux ou trois magasins où tout est prévu au point de vue de l'hygiène, tous les autres présentent des conditions déplorables. C'est là que la jeune fille devient anémique, perd ses couleurs, c'est là qu'elle puise le plus souvent le germe de la tuberculose.

Et l'on ne saurait négliger une telle étude si l'on songe que les employées des grands magasins constituent non seulement un vaste groupe de travailleurs, mais encore de travailleurs jeunes, intelligents, habitant les grands centres, que, par conséquent, ils constituent en un mot, une importante partie de ceux qui sont la vigueur d'une génération, et l'avenir d'un pays.

Nous allons successivement passer en revue les affections les plus fréquemment observées chez les employés hommes et femmes, que ces affections résultent soit de l'encombrement créé par les marchandises, soit de l'encombrement produit par les vendeurs et les acheteurs, soit des exigences spéciales de la profession. Nous rechercherons ensuite quels sont, en dehors de ces trois facteurs principaux, les causes secondaires des maladies générales ou des affections spéciales, et nous terminerons en expo-

sant les principaux desiderata à réaliser pour améliorer au point
de vue hygiénique, la situation des employés des grands magasins.

Pour mener à bien ce travail nous avons pensé qu'il ne suffi-
sait pas de faire œuvre de théoricien, mais qu'il fallait s'entourer
de renseignements pratiques, d'observations nombreuses, parler
de choses vues. C'est pourquoi, outre nos recherches personnelles
sur la question, avons-nous fait une enquête auprès de certains
de nos confrères que leur genre de clientèle ou que la nature de
leurs travaux nous indiquaient comme des auxiliaires précieux.

A tous ceux qui ont bien voulu nous faire profiter de leur expérience en répondant aux questions que nous leur avons posées,
nous adressons ici nos plus vifs et nos plus sincères remercie-
ments. Nous prions tout spécialement M. le Dr Hamonic d'agréer
l'expression de notre vive gratitude pour la bonne grâce parfaite
avec laquelle il nous a prodigué ses conseils et ses avis.

CHAPITRE I

Affections provenant de l'encombrement des marchandises.

Alors même que les marchandises accumulées dans les grands
magasins n'apporteraient du dehors aucun germe de maladie, la
grande quantité des ballots, des caisses, des étoffes, etc., suffirait par elle-même à constituer un danger au point de vue de
l'hygiène. En effet, tous les colis, tous les objets entassés dans
les sous-sols, avant d'arriver dans les comptoirs, subissent des
manipulations, des déplacements nombreux et variés. Dans ces
comptoirs, non seulement ils occupent une place très importante,
diminuant ainsi la quantité d'air respirable, mais encore vicient
la qualité de cet air par les poussières et les particules solides
qu'ils y répandent, notamment en ce qui concerne les étoffes,
chaque fois que les employées font une vente. Or nous savons
tous combien d'objets, de coupons, de paquets, les vendeurs doi-

vent remuer. déplacer. présenter, même pour une affaire de peu
d'importance.

Mais ce qui est plus grave au point de vue de la santé publique.
ce n'est pas tant l'encombrement produit par les marchandises,
que la provenance de ces marchandises. Il en arrive de tous les
pays d'Occident, il en arrive d'Orient. Naturellement le proprié-
taire d'un grand magasin cherche à faire venir ses assortiments
le plus directement possible des pays d'origine, quand il s'agit de
marchandises que l'industrie française ne peut lui fournir : or ce
sont surtout les pays, les régions où l'hygiène est le plus ignoré
qui fournissent des produits que notre industrie ne peut rigoureusement imiter. Il faut donc que ces marchandises soient directement achetées aux habitants de ces contrées où la main-d'œuvre, bien que très peu payée, est cependant tout à fait spéciale.

On conçoit facilement que les divers membres d'une même
famille, lorsque l'un d'eux est atteint d'une affection contagieuse,
puissent être aussi atteints de la même maladie, soit pour s'être
servi de linge ou de vêtements appartenant au patient. soit pour
avoir vécu avec celui-ci dans une intimité trop grande. On com-
prendra donc combien est facile alors la transmission de la peste,
du choléra. de la fièvre jaune, par une marchandise étrangère
fabriquée par des mains d'une propreté parfois douteuse. prove-
nant d'un pays infecté. ayant séjourné dans des cales de navire
ou dans des fourgons mal nettoyés et arrivant dans un milieu
que le surmenage et le manque d'air préparent si parfaitement à
la réceptivité des maladies et au développement des pneumoco-
nioses, c'est-à-dire aux altérations des poumons dues à la pénétration des poussières dans leur parenchyme. N'est-ce pas à la
cargaison de navires mal désinfectés que l'on doit de pouvoir
observer des foyers épidémiques qui subitement s'allument au
sein d'une population jusque-là indemne, foyers presque tous
rapidement éteints. heureusement ! La quarantaine imposée aux
vaisseaux, les désinfections qu'on leur fait subir sont des mesures
insuffisantes au point de vue de la question qui nous occupe. Les
marchandises devraient être toutes soumises spécialement à une
désinfection rigoureuse. non pas seulement quand elles proviennent d'une région contaminée, non pas seulement quand le pays
qui les fournit est d'une salubrité douteuse, mais encore quand il
est de notoriété publique, qu'elles ont été expédiées de contrées
où l'hygiène et ses lois sont parfaitement inconnues.

Afin de mieux faire comprendre l'intérêt qu'il y a pour la santé des employés à ne pas raréfier l'air respirable par des ballots volumineux et dangereux, il serait bon de rappeler la numération des bactéries de l'air, de parler des travaux si intéressants de Miquel : nous rattacherons toutefois ces notions scientifiques au chapitre suivant, afin d'éviter des redites inutiles.

CHAPITRE II

Affections provenant de l'encombrement par les employés et le public.

Si l'on se transporte, dit le docteur Cochy de Moncan, à une certaine hauteur au-dessus d'une ville ou d'une bourgade à l'issue d'une chaude journée d'été, l'on voit cette ville ou cette bourgade enveloppée d'une atmosphère nébuleuse, louche, qui met obstacle à la distinction nette et précise des monuments et des toits des habitations. Ce voile qui obscurcit le regard est tissé des poussières dont la masse est tellement faible par rapport à leur surface, qu'elles restent suspendues aux molécules de l'air. Qu'un orage, qu'une averse vienne les réunir et les précipiter sur le sol, ce voile se dissipe, l'atmosphère reprend sa clarté et le groupement des monuments et des maisons se dessine avec netteté.

Qu'un rayon de soleil pénètre tout à coup à travers une ouverture étroite dans un appartement luxueux ou dans un modeste logis, on voit aussitôt s'élever sur son trajet une nuée de poussières ténues, impalpables et animées d'un mouvement vibratoire très actif. L'atmosphère, qui paraissait limpide et transparente avant l'arrivée du rayon indiscret, apparaît maintenant troublée et chargée d'impuretés.

« Il y a de tout dans ces poussières que nous respirons sans cesse : du charbon, de la pierre pulvérisée, des poils brisés finement, des animaux et surtout des plantes, des cristaux de sel

marin. du sulfate de soude. des fragments d'épiderme, des cara-
paces de diatomées, des spores d'algue. de champignons. le pol-
len des fleurs. les écailles des ailes des papillons, en un mot tout
ce qui est très menu, sec et inaltérable.

Mais il y a plus encore : on y trouve desséchés et déformés
les germes de ces micro-organismes qui produisent les fermen-
tations et les maladies. »

A Montsouris, sur les fortications. Miquel a compté quinze
germes de moisissures par litre d'air : or c'était à un endroit de la
grande ville, où l'air est relativement pur ; quelle quantité doit
être celle des germes au centre de Paris ? Quelle multiplication
ce chiffre de quinze germes doit-il subir dans l'intérieur d'un atelier de couture, d'un grand magasin de nouveautés ?

« De tous les germes contenus dans l'atmosphère, ceux des
bactéries sont les plus virulents et les plus pathogènes. Or. d'après
l'annuaire de Montsouris de 1885, tandis qu'il y a, par mètre cube,
0,6 bactéries dans l'air de la mer Atlantique, à plus de cent kilo-
mètres des côtes, il y en a dans l'air de la rue de Rivoli 3,480, dans
celui de l'hôpital de la Pitié 79.000. »

« Et savez-vous, dit le docteur P. Regnard, ce qu'un gramme
de ce que nous appelons la poussière contient de microbes vivants ? A Montsouris 750.000, rue de Rennes 1.300.000, rue
Monge 2.100.000. Pour les vieux quartiers le lecteur peut com-
parer par l'imagination et juger. Si bien que quand nous parlons
de l'air impur des villes, il ne faut pas penser à 1/10.000 en plus
d'acide carbonique qui y existe, au millième d'oxygène qui y manque : ce sont des vétilles sans importance, et dont nous ne sommes pas très sûrs. Il faut, au contraire. attacher notre pensée à ces
milliards d'organismes vivants dont beaucoup sont indifférents,
je l'accorde. mais dont beaucoup aussi sont nuisibles et précisé-
ment les propagateurs de la tuberculose, du choléra, de la fièvre
typhoïde, du charbon. de l'infection puerpérale. érysipélateuse.
pneumonique.

Si, en faisant des injections avec des infusions de poussières
non filtrées, on n'a jamais reproduit jusqu'ici aucune des maladies
ci-dessus dénommées, cela prouve que, desséchés dans l'air,
puis reviviscents dans une culture, les germes ont vieilli et perdu
leur virulence. Mais il n'en est pas moins vrai que beaucoup re-
prennent leur primitive existence, rajeunissent et communiquent
les maladies à notre organisme. La preuve en est dans les statis-

tiques annuelles de Miquel. Le nombre des bactéries de l'air et les cas de maladies épidémiques signalées par le service de statistique de la ville de Paris y sont comptés chaque jour : il y a concordance toujours entre les deux courbes.

L'on nous objectera peut-être que ces numérations nous donnent des craintes illusoires, puisque l'on naît et que l'on vit dans les grandes villes. L'objection permet une facile réponse. En effet, de ce qu'un individu peut résister à une maladie, n'en être pas mortellement touché, s'en suit-il que la résistance qu'il a opposée, que la convalescence qui suit ne l'ont pas fatigué ? Non, certes, et vienne une seconde maladie succédant de peu à la première, et le sujet résistera moins : viennent d'autres causes d'épuisement et le sujet dépérira de plus en plus rapidement. Ainsi fait l'organisme vis-à-vis des microbes, des germes, des bactéries, des poussières de l'air ; chaque jour il lutte contre les causes d'infection, ayant souvent et longtemps le dessus jusqu'au jour où, accablé par leur nombre et par la durée de la lutte, il succombe écrasé.

Admettons même que les poussières de l'air ne soient pas pathogènes ; elles seraient dangereuses encore parce qu'une toute petite particule de poussière fixée dans le poumon supprime une particule du tissu respirant, supprime une étincelle de vie et diminue d'autant la résistance à l'asphyxie lente à la contamination ambiante, à l'épuisement proche.

Combien plus vraies, plus navrantes seront ces déductions, s'il s'agit non plus d'un individu sain, mais d'un sujet faible, prédisposé, malade !

L'air, le grand air, le bon air est donc indispensable à la santé et s'il est difficile de réaliser ces desiderata, tout au moins faut-il assurer le renouvellement fréquent du milieu atmosphérique où sont confinés les employés.

Peter, dénombrant un jour les malades présents dans son service hospitalier, compte dans la salle des hommes 12 tuberculeux dont quatre étaient des individus à vie passée à l'air libre, huit à vie passée à l'air confiné. Même proportion dans la salle des femmes.

Lombard, de Genève, s'est livré au même calcul en prenant pour terme de comparaison la moyenne des décès par phtisie qui est de 114 sur 1.000 dans sa ville natale. Les professions à l'air confiné donnent un chiffre de tuberculeux supérieur à la moyenne, soit de 116 à 115 pour 1.000 suivant d'autres conditions plus ou moins défavorables surajoutées à la première. Les professions à l'air libre donnent un chiffre inférieur à la moyenne, soit 53 à 73 tuberculeux sur 1.000 habitants.

Notre excellent confrère, le docteur Saunal, ayant remis à M. de Moncan les fiches de 503 tuberculeux soignés à sa clinique du 1er juin 1891 au 1er juin 1898, celui-ci a fait le classement des malades par profession. Déjà en divisant les patients en deux grandes classes : professions à l'air confiné, professions à l'air libre, on trouve pour la première catégorie 122 malades, pour la deuxième 81. Et dans la première classe on trouve :

    Bureaucrates et employés de magasins   94
    Tailleurs, couturières 66

soit 160 cas, c'est-à-dire pour ces deux seules professions à l'air confiné, plus de cas que n'en présentent toutes les professions à l'air libre. « Vie de pension et tuberculisation, vie de caserne et tuberculisation, vie d'atelier et tuberculisation », termes associés par Peter pour démontrer la fréquence de la tuberculose dans les milieux où l'homme respire un air confiné, respire, suivant son énergique expression, de l'air « ruminé ».

Il n'est en effet que trop vrai que la réparation vitale qui se fait par la voie digestive est infiniment moins urgente, ainsi que l'a exposé M. F. Lagrange, que celle qui a lieu par les voies respiratoires. L'air nourrit : « c'est un véritable élément gazeux et l'expression populaire « vivre de l'air du temps » est moins ironique au fond qu'elle ne prétend l'être ».

Mais si l'air est vicié, mais si l'air est déjà respiré, il devient un propagateur de maladies. Témoin l'expérience de d'Arsonval dans laquelle plusieurs cages de verre contenant chacune un lapin étaient réunies et disposées de telle sorte que le dernier lapin inspirait l'air déjà respiré par l'avant-dernier lapin qui vivait de l'air respiré par le précédent et ainsi de suite. Or les animaux en expérience succombaient toujours du dernier au premier, de celui qui respirait l'air le plus vicié à celui qui vivait directement de l'air extérieur.

Que dire des ateliers et des magasins, où dans des pièces étroites travaillent vingt, trente jeunes filles, où dans des locaux immenses grouillent une foule de visiteurs et d'employés. Là où est la collectivité, là est la phtisie. Cela est d'observation courante : les notes suivantes que nous devons à notre aimable confrère le Dr Charlier en témoignent encore. — A ma clinique se présentent assez fréquemment des jeunes filles employées dans de grandes maisons de couture. Étant amené à leur faire des recommandations touchant l'aération, l'exercice, la régularité des repas, la durée du travail, le sommeil et à me rendre compte de la manière dont elles mettent en pratique mes conseils, je suis arrivé à cette conclusion qu'il n'y a, pour les jeunes filles à poitrine suspecte, qu'un moyen d'échapper à une terminaison fatale, c'est de fuir ces maisons, et je pense que la contagion y est pour ainsi dire inévitable.

Il est telle de ces grandes maisons où chaque année huit ou dix ouvrières disparaissent enlevées par une tuberculose à marche rapide. Il est facile d'en saisir les raisons.

Voici, par exemple, une grande pièce où chaque jour une cinquantaine d'ouvrières viennent tirer l'aiguille. Elle est tellement sombre que pendant tout l'hiver, le gaz y est allumé du matin au soir sans interruption. Plaignons les yeux des malheureuses !

La présence d'un si nombreux personnel et la combustion continuelle du gaz d'éclairage suffisent à chauffer cette pièce mal ventilée. Il n'y a donc aucun appareil de chauffage installé. Quand commence le travail, le matin, on y est gelé : Au bout d'une demi-heure, la température est devenue supportable. Bientôt l'atmosphère est surchauffée et devient de plus en plus irrespirable. Au moment où l'on sort, on est tout à fait inapte à résister au froid.

Il s'agit là, bien entendu, d'une installation spécialement défectueuse, mais elle existe. »

Et le Dr Natanson de dire lui aussi : « Quatre-vingt dix-neuf fois sur cent, vous voyez une pièce mal aérée où 15 à 20 jeunes filles font de la couture ou des chapeaux, dans une atmosphère qui vous saisit à la gorge, c'est une lente asphyxie. »

Que dire des maisons de commerce où les ouvrières couchent dans les ateliers. « Là, dit Peter dans une de ses cliniques, c'est le pire dans le mal. Transportez-vous par la pensée dans un des quartiers les plus riches de Paris, rue de Rivoli, par exemple. Voici dans une maison luxueuse un atelier de confection : au milieu d'un salon splendide la maîtresse et sa première demoiselle reçoivent les clientes ; à côté est une pièce occupée par deux ou trois coupeuses ; elle est encore assez convenable, les clientes y pénétrant quelquefois ; puis vient une simple chambre, ruche malsaine où s'entassent, assises coude à coude, une vingtaine de pauvres abeilles ouvrières auxquelles le travail n'est pas épargné, mais l'espace : là, douze heures durant, et même quatorze ou seize si l'ouvrage presse, elles ne mettent en jeu d'autres muscles que ceux qui meuvent l'aiguille. Tout aussi parcimonieusement, tout aussi vicieusement que l'air, l'alimentation est dispensée. Pour compléter elles couchent dans d'étroites soupentes ou dans l'atelier même et sur des lits armoires ; c'est-à-dire qu'elles respirent la nuit le même air qu'elles ont respiré et souillé tout le long du jour. Quoi d'étonnant alors à ce qu'on voie, ainsi que je l'ai vu, s'étioler, puis se tuberculiser de robustes provinciales évidemment destinées à fournir une plus longue carrière ? »

Ce n'est pas tout. Pour donner aux salons de vente, aux salles d'exposition un aspect plus luxueux, le sol est le plus souvent garni de tapis épais, réceptacles de toutes les poussières dont ils conservent jalousement les germes dangereux. Ces tapis ne sont point enlevés à des époques fixes ; ils sont remplacés, quand ils ne peuvent plus décemment servir. Ce n'est qu'après cinq, six et même sept ans que l'usure est suffisante pour qu'une moquette neuve soit posée. Et pendant ces cinq, six ou sept années, les tapis reçoivent toutes sortes de souillures graves et parmi les plus graves les crachats du personnel et des acheteurs. Or ni employés ni clients ne se font scrupule d'envoyer sur le sol leurs sécrétions bronchiques où pullulent souvent, à côté d'autres bacilles, celui de Koch. Les sécrétions sèchent sur le tapis et ni les balais de riz, ni les appareils-balais automatiques pour enlever la poussière ne sauraient les détacher le matin à l'heure du nettoyage. Les allées et venues innombrables, au contraire, ont tôt fait de remuer, de dissocier ces foyers d'infection et cela d'autant plus vite qu'il y a plus de monde dans le magasin, plus d'abris possibles par conséquent pour les artisans microscopiques de la pneumonie, de la tuberculose, etc.

À ce triste état de choses, des modifications s'imposent. Nous n'avons pas certes la pensée de détruire les grands magasins : ce que nous voulons, c'est indiquer les mesures préservatrices des inconvénients et des dangers que court chaque jour la santé des ouvrières et des employés de ces divers grands établissements. « C'est empêcher que les ateliers, les magasins soient des magasins, des ateliers où l'on fabrique et où l'on distribue la phtisie autant et plus que les produits industriels et les articles à la mode. » Pour parer à cette contagion de la tuberculose comme aux contagions possibles de variole, scarlatine, rougeole, oreillons, grippe, qu'il faut citer et qui proviennent, elles aussi, de la vie en commun dans un espace restreint et insalubre, il y a un grand remède : l'aération.

La quantité d'air à fournir par la ventilation est, d'après les calculs de Troost, d'environ 10 mètres cubes par heure et par homme, si l'on veut que la respiration se prolonge sans difficultés. On peut doubler ce chiffre si l'on veut respirer largement, le tripler, le quadrupler, plus encore même s'il s'agit de faire respirer beaucoup d'individus dans un local dont le cubage d'air est insuffisant pour le nombre de ses habitants et dont l'air est vicié par eux-mêmes. Il faut voir un jour d'exposition de quelle couche de poussière — et de quelle poussière — sont couverts les employés d'un magasin de nouveautés pour se rendre compte du danger qu'il y a de vivre tout le jour pendant des années dans une atmosphère si profondément malsaine.

De plus, l'air est surchauffé, desséché par les calorifères ; il vous prend à la gorge. Un courant d'air est une calamité et du matin au soir les fenêtres sont hermétiquement closes et les doubles portes défendent tout appel d'air.

Voyez cependant les statistiques. Sur 1000 personnes passant leur vie dans un atelier dont l'air est chaud et sec, il en meurt par phtisie 127, tandis que pour le même chiffre d'individus travaillant dans un air chaud et humide, on compte seulement 53 décès.

Il faut donc imposer aux patrons des mesures spéciales propres à améliorer sur ce point la situation des employés ; nous en parlerons dans un chapitre spécial où nous indiquerons le remède après avoir constaté le mal et où nous exposerons nos desiderata sur l'hygiène des grands magasins.

CHAPITRE III.

Affections particulières provenant de la profession elle-même.

Ces affections sont le résultat du surmenage, de l'obligation de la station debout prolongée, de l'ascension et de la descente fréquente des escaliers.

Pour les ouvrières des grands ateliers de couture et des grandes maisons de modes, le surmenage est fréquent. Le travail n'est point régulier : une à deux fois par an il y a arrêt dans la vente, c'est la morte saison, l'ouvrière est inoccupée ; viennent les semaines où les commandes affluent et l'on exige des jeunes filles le plus souvent peu robustes un labeur pénible et difficile dans le minimum de temps possible.

« Ce qui est malheureusement courant, nous écrit le Dr Charlier, ce sont les veillées trop nombreuses. Et, circonstance aggravante, le jour où les ouvrières veillent, elles se passent de dîner ou peu s'en faut.

On leur accorde environ un quart d'heure de repos et c'est dans ce court espace de temps qu'elles doivent se précipiter chez le charcutier ou chez le restaurateur, pour faire un semblant de repas. Puis elles se remettent au travail jusqu'à minuit ou une heure du matin. Elles n'en doivent pas moins rentrer le lendemain à l'atelier à la même heure. Si l'inspectrice se présentait inopinément à l'atelier, elle le trouverait vide. Les ouvrières sont dans l'appartement particulier du patron. Une sonnerie électrique a du reste averti de la visite inopportune. On a caché le plus de monde possible dans les armoires, dans de petites chambres ; les lumières sont éteintes. L'inspectrice quitte la maison sans se douter peut-être du subterfuge. Et le lendemain et le surlendemain les veillées continuent. Les patronnes répéteront que les ouvrières produiraient tout autant en dix heures de travail sérieux qu'en seize heures d'automatisme ; mais elles continueront leurs veillées. Les ouvrières épuisées en arriveront à télégraphier à l'inspectrice que « ce soir on veille », espérant qu'une contravention leur procurera quelque répit.

L'inspectrice continuera à venir ou à ne pas venir, mais à ne rien voir, et les dames continueront à commander leurs toilettes au dernier moment, à les exiger pour le lendemain et à penser que si les ouvrières veillent, c'est qu'elles y ont leur intérêt.

Quant aux employés des magasins de nouveautés, ils n'ont pas, du moins actuellement, dans les très grandes maisons à fournir de veillées 1). Ils arrivent entre huit heures et huit heures et demie du matin, suivant la saison. Le balayage a été commencé dès 5 heures 1/2 ou 6 heures en été, un peu plus tard en hiver. Dans certains magasins, un peu avant l'arrivée générale du personnel, un certain nombre d'employés, soit femmes, soit hommes, et à raison d'un ou deux par rayon sont venus épousseter, enlever les toiles qui couvrent les marchandises et préparer le terrain pour faire les étalages. La sortie du magasin a lieu quelques mois de l'année à 7 heures, mais le plus souvent à huit heures du soir. Donc au total 12 heures de présence chaque jour dont 10 heures de travail en moyenne.

Mais, chose excessive, afin de satisfaire aux exigences de la clientèle populaire, il est des magasins où le personnel doit venir passer tout ou partie de la journée du Dimanche, n'ayant pour se reposer du labeur de la veille que le labeur du lendemain.

Si les veillées sont rares dans les grands magasins, les expositions y ont fréquentes. Que dire de l'écrasante fatigue des hommes et des femmes, les semaines d'exposition, dès la fin du premier jour de vente. Nul, s'il n'y a assisté, ne peut imaginer la foule, la cohue au milieu de laquelle vendeurs et vendeuses doivent s'agiter, chercher les marchandises, satisfaire les clients et cependant rester aimables avec tous.

L'on nous objectera que ces expositions ne sont pas continuelles, qu'elles ne portent pas sur les mêmes comptoirs et que, par conséquent, les employés ne sont soumis à un surcroît de fatigue qu'à des époques éloignées les unes des autres.

Certes, le surmenage forcé du personnel en temps d'exposition n'est pas continuel et il ne saurait l'être pour cette simple raison qu'il n'est point de constitution qui pourrait résister à un travail si épuisant.

1) Au moment des expositions, toutefois, un certain nombre d'employés doivent veiller plusieurs jours de suite et très tard.

Quant à dire que les expositions portent tantôt sur un rayon, tantôt sur un autre, l'objection perd toute sa valeur par ce simple fait que les employés sont laissés en nombre strictement nécessaire aux comptoirs qui ne tiennent pas l'article exposé et que tout le surplus va renforcer l'armée des vendeurs ou des débitrices aux rayons d'exposition.

Si encore les jours de travail supplémentaire ou excessif, les employés, surtout les femmes, pouvaient se reposer un peu, il y aurait quelque atténuation à leur fatigue, mais ni hommes ni femmes n'ont d'autre temps d'arrêt que les heures de repas.

Et la continuelle station debout déjà pénible pour un homme, l'est plus encore pour la femme. En Angleterre, on y a remédié par la promulgation d'une loi spéciale, le « Shop Seats Act » qui est entrée en vigueur au commencement de l'année 1900. Cette loi oblige les patrons de magasins et boutiques à laisser leurs employées s'asseoir quand elles n'ont point affaire aux clients (1.

C'est qu'en effet la station debout prolongée toute une journée et tous les jours est un cruel supplice. Elle engendre, chez les femmes surtout, des maladies, des infirmités variées et un anéantissement, un énervement profond.

Une déformation intéressante à étudier est celle du pied plat valgus, connu également sous le nom de pied plat douloureux ou tarsalgie des adolescents. Au point de vue professionnel, elle prête à des considérations qui méritent l'attention.

Duchenne, de Boulogne, attribuait uniquement à la paralysie fonctionnelle du long péronier latéral et à la contraction du court péronier la production du pied plat.

D'autres observateurs ont cependant observé que le long péronier, loin d'être paralysé, était contracturé comme le court péronier. Pour Gosselin, l'élement prédominant était la douleur ; aussi caractérisait-il l'affection dont il s'agit par le mot de tarsalgie et admettait-il l'arthrite du tarse comme point de départ. L'affection

<hr>

1. M. Gautret, député de la Vendée, a déposé récemment à la Chambre un projet de loi tendant à obliger les patrons à mettre à la disposition de leurs employées des sièges qui leur permettront de se reposer quand leur service leur en la sera le loisir. Aux termes de cette proposition un siège au moins devait être mis à la disposition de deux employées. Le projet de loi fut renvoyé à l'étude de la commission et nous sommes heureux d'apprendre qu'il a été adopté par cette commission. Bien mieux, par voie d'amendement, M. G. Berry, député de la Seine, a fait décider que chaque employée devrait avoir un siège.

M. Gautret, auteur de la proposition a été nommé rapporteur.

présenterait, selon lui, trois périodes de douleur : d'abord sans contraction, puis avec contraction passagère, enfin avec une contracture prolongée et valgus définitif.

C'est Le Fort qui, le premier, a bien étudié la pathogénie du pied plat valgus douloureux au point de vue professionnel. Ainsi que tous les observateurs qui l'ont précédé, il signale comme cause générale l'âge peu avancé des sujets, 16 à 18 ans, et comme cause spéciale les professions qui exigent, non les longues marches, mais au contraire la station debout prolongée, comme les valets de chambre, les employés de magasins, les garçons de café, etc.

L'habitude professionnelle de la station debout prédispose aussi aux varices. Dans les professions à travail debout avec immobilité relative des membres, comme toutes celles où les ouvriers se tiennent dans la position verticale devant un établi ou un comptoir quelconque, la pesanteur, que ne vient nullement contre-balancer, dans ses effets, l'activité musculaire, est la cause prépondérante de la production des varices aux membres inférieurs. Les garçons de magasins appartiennent à cette catégorie. Mais les varices sont également fréquentes chez les individus qui, travaillant debout, sont obligés à des efforts répétés. A l'action de la pesanteur viennent s'ajouter ici les effets de la congestion musculaire consécutive à la fatigue professionnelle ». Layet.

Les déformations plantaires peuvent s'accompagner ou non d'arthralgies ou d'arthropaties diverses et, ainsi que nous le signale le Dr Richard d'Aulnay, d'œdème des jambes sans albumine.

Surmenage et station debout sont encore les causes de troubles, d'affections abdominales nombreuses, telles que les hernies, les éventrations d'une part, les maladies des organes génito-urinaires d'autre part. C'est la ptose viscérale qui produit la première catégorie de maladies : ptose intestinale, ptose rénale, ptose utérine, etc... sont le résultat direct d'une trop longue station debout et de la descente toujours rapide et souvent même brutale d'un très grand nombre de marches d'escalier.

La pression répétée et les secousses fréquentes des viscères contre la paroi provoquent facilement chez les prédisposés des distensions de la ligne blanche, bientôt suivies d'éventrations plus ou moins accentuées, provoquent plus souvent encore la pénétration de l'intestin dans les canaux inguinaux. Cette pénétration s'accentue rapidement et l'intestin, sous des pressions nouvelles. même sous l'influence seule de la ptose. fait bientôt saillie hors de l'anneau inguinal externe. constituant ainsi une hernie.

Quant au second groupe d'affections abdominales que nous avons indiquées. les maladies des organes génito-urinaires. nous n'en voulons pas faire l'étude nous-mêmes. préférant laisser ici la parole à M. le Dr Hamonic [1]. qui a bien voulu nous autoriser à publier l'importante et très intéressante note qui suit. note spécialement rédigée pour ce travail :

« Les conditions défectueuses, dans lesquelles se trouvent les employés des deux sexes de certaines maisons de commerce, peuvent exercer leur action nocive sur l'appareil génital et urinaire bien qu'à des degrés différents. Je ne veux pas entrer dans le corps du sujet et répéter ce qui a été dit. Je ne puis que faire appel à mon expérience personnelle et m'appuyer sur les documents recueillis à ma clinique. Je trouve signalé dans mes observations un grand nombre de vulvites n'ayant aucun rapport avec la blennorrhagie et relevant uniquement de la fatigue. de la station debout prolongée du fait de descendre et de monter trop souvent les escaliers, de l'insuffisance d'air et de la mauvaise qualité de la nourriture.

À chaque instant on voit mentionné sur les observations de la clinique le diagnostic de : poussée de congestion utérine. par surmenage. chez des femmes en puissance ou non de métrite. Chacune de ces poussées exerce une action directe sur l'évolution de la métrite. Si cette dernière n'existe pas encore, les poussées congestives la créent rapidement.

La métrite, chez les employés de magasins, est chose habituelle, je dirai même presque fatale. Tout se trouve réuni pour déterminer cette maladie : mauvaises conditions d'air et de nutrition. repas insuffisants, fatigue trop longtemps prolongée, nécessité de la station debout. parfois efforts pour soulever des marchandises lourdes, excitations résultant de la cohabitation avec des jeunes gens, impossibilité de prendre au moment des périodes menstruelles le repos relatif qui serait nécessaire.

La métrite catarrhale est la forme de beaucoup la plus fréquente observée en pareille circonstance. Après elle, et beaucoup plus

____

1 Ancien interne des hôpitaux, ancien aide d'anatomie, lauréat de la Faculté de médecine de Paris, rédacteur en chef de la « Revue clinique d'andrologie et de gynécologie ».

rare, on note la forme hemorrhagique. Les métrites purulentes, fongueuses, folliculaires, relèvent d'une cause infectieuse telles que la blennorrhagie ou l'accouchement ; elles sortent donc de notre cadre, mais les fatigues sus-mentionnées exercent une action très favorable à leur développement.

Tous les déplacements utérins peuvent survenir comme conséquence de la métrite, mais ils s'observent spécialement chez les femmes assujetties aux mauvaises conditions des grands magasins.

Signalons principalement l'antéversion et l'abaissement utérin par relâchement des ligaments larges et ronds. On peut imputer cet ordre d'accidents surtout à la station debout. Mais il faut aussi invoquer la débilitation générale et la neurasthénie qui est la suite de l'insuffisance d'air et de la nutrition défectueuse et qui agit comme cause de ptose organique.

Les congestions ovariques rentrent dans le même cadre et, en se répétant, aboutissent à l'ovaro-salpingite chronique et irrémédiable. J'ai opéré nombre de jeunes personnes rentrant dans cette catégorie. On comprend à priori combien sont étroites les relations morbides, qui unissent le groupe précédent avec les douglassites, les pelvi-péritonites, les adhérences séreuses péri-utérines, etc... affections qu'on rencontre si souvent dans la classe qui nous occupe.

C'est surtout pendant la période menstruelle que se produisent les manifestations morbides sus-mentionnées, et c'est alors qu'il faudrait changer les conditions de travail, ce qui ne va guère avec les nécessités du commerce.

La même considération s'applique à la grossesse et il y aurait lieu pour les accoucheurs de rechercher l'importance du retentissement sur le fœtus du travail exagéré pendant la gestation.

Autre point important : au bout de combien de temps après l'accouchement devrait-on permettre à la femme la reprise intégrale de ses occupations ?

Il est bien rare que la malade attende pour cela que son involution utérine soit terminée. Elle a hâte, pour gagner son salaire, de réintégrer son magasin et la fatigue dont elle est déshabituée par suite du repos forcé nécessité par l'accouchement, ne tarde pas à se traduire par des troubles congestifs, utérins, etc.., d'où toute la série des accidents.

On a l'habitude d'accorder, dans la question qui nous occupe, toute la sollicitude à la femme. Il est certain que la part qu'elle prend dans la pathologie gynécologique est énorme. Mais il n'est pas moins vrai que l'homme a droit dans une certaine part à l'attention de l'hygiéniste.

Les mauvaises conditions générales précédemment signalées agissent chez lui beaucoup sur l'appareil urinaire. A la vérité cette action est nulle quand l'appareil urinaire est sain, mais c'est en somme assez rare.

Chez la plupart des hommes adultes, la blennorrhagie a amené un ou plusieurs rétrécissements, et chez l'homme d'un certain âge l'hypertrophie de la prostate, qui est la conséquence naturelle de l'évolution vitale, met la vessie en imminence morbide. Le rétrécissement et le prostatisme ne vont guère avec les longues fatigues, la station debout, etc. Quand ces conditions générales ne peuvent être évitées, le sujet est exposé à la rétention par congestion péri-uréthrale ou prostatique et à toutes ses conséquences. Ce dernier mot comprend une série considérable d'accidents qui commencent à la cystite pour se terminer à la pyélonéphrite. Je possède un nombre considérable d'observations de rétrécis et de prostatiques rentrant dans le sujet et dont plusieurs ont subi des opérations plus ou moins graves.

Dans le rein flottant, la station debout prolongée peut amener la coudure uréthrale et consécutivement l'oblitération du conduit et l'hydronéphrose.

Chez certains brightiques j'ai vu la fatigue prolongée, doublée d'un mauvais état général, donner lieu à des abcès péri-néphrétiques.

L'hydrocèle ne va guère non plus avec la station debout et à plus forte raison l'hématocèle. J'ai observé bien des hydrocèles devenant de ce seul fait hématocèles.

Le varicocèle se développe beaucoup et malgré toutes les précautions dans les mêmes conditions.

Je pourrais aussi m'étendre sur la tuberculose génitale et la syphilis testiculaire dans ses rapports avec la fatigue et les mauvaises conditions générales, mais ceci m'entraînerait beaucoup trop loin. Il me suffit d'avoir fait pressentir combien il serait important de ne confier des postes d'employés de grands magasins qu'à des femmes exemptes d'affections utérines, qu'à des hommes en bon état du côté de l'appareil urinaire.

Je n'ai, en ce qui me concerne, à envisager que le groupe noso-

logique constituant ma spécialité ; mais à côté des affections génito-urinaires, il en existe beaucoup d'autres qui doivent interve-
nir dans le débat et que je laisse à mes confrères le soin de dis-
cuter. »

Nous allons donc parler maintenant des maladies atteignant la
charpente osseuse, le système nerveux, l'appareil gastro-intestinal. Nous indiquerons rapidement quels troubles on observe
chez les ouvrières des grands ateliers ou chez les employés des
grands magasins. On a constaté chez les jeunes sujets des sco-
lioses, des cyphoses, des ostéomyélites, du rachitisme, de la tuberculose osseuse. Si la position penchée sur la machine à coudre ou sur l'ouvrage à l'aiguille peut provoquer une déformation
du rachis nous pensons que les autres affections ne sont pas
créées de toutes pièces par l'hygiène défectueuse des ouvrières ou
des employés, mais que le genre de vie de ces travailleurs donne
un élan, un coup de fouet appréciable chez des prédisposés à l'é-
closion d'affections inflammatoires et microbiennes.

Plus grande, par contre, est l'influence de la vie d'atelier et de
magasin sur les troubles céphaliques en particulier et sur les troubles nerveux en général. Beaucoup d'employés hommes ou femmes, se plaignent de migraines, de névralgies, ils ont la sensa-
tion d'une calotte de plomb sur la tête Tournay . Le repos n'arrivant pas en temps utile ou en quantité suffisante, les troubles peuvent s'aggraver et donner naissance à des neurasthénies bien
caractérisées.

Plus grande encore est l'influence de la vie d'atelier et de magasin sur l'appareil gastro-intestinal. Tous les médecins qui
nous ont donné leur avis sur cette question de l'hygiène des ouvrières et des employés, les Dʳˢ Allix, Braine, Lucas, Main, Marx,
Richard d'Aulnay, Sampolo, Tournay, etc., etc., citent en première
ligne parmi les affections le plus fréquemment observées dans le
personnel des grands magasins les dyspepsies, la gastralgie, les
troubles gastriques divers, la constipation, les hémorrhoïdes.

Il n'y a rien là qui doive étonner. En effet, bien que le moment
des repas soit régulièrement fixé, l'hygiène alimentaire est défectueuse. Les employés, les ouvriers ont trois quarts d'heure au
moins, une heure au plus pour prendre leur repas, soit dans la
maison même, soit au dehors.

Nous ne critiquerons pas ici la nature et la valeur des mets
servis par les grandes maisons à leur personnel, car, en général,

la nourriture est suffisante et variée [1] : mais ce qui est regrettable, c'est que le travail soit repris immédiatement en quittant la table. Quelques patrons autorisent leurs employés à quitter le magasin quand leur repas est achevé, pourvu toutefois que chacun soit revenu à son poste quand le temps accordé pour le déjeuner est écoulé.

Il en résulte que dans les maisons où cette autorisation est accordée, les employés se hâtent de prendre leur nourriture, afin d'avoir plus de temps à passer au dehors, c'est-à-dire, en réalité, plus de temps à passer au café voisin.

Enfin, dans un troisième groupe de magasins, les employés se nourrissent au dehors. Cette règle serait de beaucoup la meilleure si ouvrières et employés pouvaient aller déjeuner chez eux. Mais la plupart sont obligés, à cause du prix des loyers, d'habiter dans les quartiers éloignés et, ne pouvant en une heure aller prendre leur repas à leur domicile, les prennent dans des restaurants du voisinage où la qualité des plats est forcément en rapport avec la modicité des prix.

Quant aux ouvrières des ateliers de couture qui les soirs de veillée dînent en un quart d'heure sur un coin de table d'un peu de charcuterie qu'une apprentie est allé chercher en courant, point n'est besoin d'exposer combien par elles sont violées, à cause des exigences de la clientèle, les plus élémentaires lois de l'hygiène alimentaire. Quoi de surprenant donc que dans les différents cas que nous venons d'exposer apparaissent, à des degrés divers, tous les symptômes qui caractérisent un mauvais fonctionnement du tube digestif, tels que renvois acides, brûlure au creux de l'estomac, pesanteurs dans la région épigastrique, borborygmes, constipation [2].

Ainsi donc, tandis que le travail demandé est réel, la réparation organique est insuffisante et l'individu s'anémie, puisqu'il manque de ces deux éléments de vie les plus indispensables : oxygénation facile des poumons, assimilation complète des aliments.

---

1. Il n'en va pas de même pour quelques grands ateliers, où la nourriture n'est ni suffisante, ni confortable.

2. Ajoutons que les employés prenant leur repas par groupes, certains groupes déjeunent à 9 heures du matin, pour dîner à 5 heures de l'après-midi. Les employés qui font partie de ces « gauches » sont dans des conditions d'hygiène alimentaire particulièrement défectueuses, puisqu'ils ont le soir à travailler immédiatement après leur dîner et plus longtemps que leurs camarades des tables qui suivent.

C'est pourquoi l'on peut dire qu'il existe une triade pathologique très fréquemment observée parmi les couturières, les modistes, les employées : tuberculose, dyspepsie, chloro-anémie.

Nous aurons terminé l'énumération des différentes maladies auxquelles de par la profession est exposé le personnel des grandes maisons de couture ou de nouveautés en citant la canitie précoce dont seraient souvent atteints, d'après la doctoresse Marie Pierre qui en a recueilli de nombreuses observations, les employés (hommes et femmes des grands magasins et qui oblige ceux qui en sont atteints à avoir « recours à des teintures pour garder l'apparence de la jeunesse, condition essentielle à leur emploi » [1].

CHAPITRE IV.

Considérations diverses sur les appareils d'éclairage et de chauffage. Les cabinets d'aisances, etc.

Nous avons réuni, dans un chapitre spécial, les quelques considérations qui vont suivre, parce qu'elles ne se rattachent pas d'une façon directe à l'un des trois groupes pathologiques fondamentaux que nous venons d'étudier.

L'on a constaté chez les personnes travaillant à la lumière électrique des troubles oculaires particuliers dus à l'éclat brutal de l'arc voltaïque que l'on est obligé d'atténuer par des globes en verre dépoli. Ces affections oculaires sont du reste actuellement moins fréquentes avec les lampes à incandescence dont la lumière plus jaune est moins crue. Pour être exact, il faut dire qu'à côté

---

1 Nous ne ferons que citer les troubles spéciaux dus à la manœuvre de la machine à coudre, cette question ayant déjà fait l'objet de nombreux travaux. Notons cependant que certaines grandes maisons utilisent une partie de leur électricité pour actionner, quand besoin est, les machines à coudre de leurs ateliers de piqueuses.

d'inconvénients réels l'éclairage électrique présente sur l'éclairage au gaz de sérieux avantages. « La lumière électrique produit beaucoup moins de charbon et ne vicie pas l'air. En ce qui a trait à la chaleur produite, Tyndall a trouvé que les rayons obscurs sont trois fois moins abondants que dans la lumière du gaz.

La viciation de l'air est presque nulle. D'après les expériences de Fontaine, une lampe voltaïque donnant une lumière de 100 becs carcel brûle par heure 5 c. c. de charbon pesant environ 12 grammes. d'où la production de 11 grammes d'acide carbonique par heure. quantité insignifiante.

Reak a fait remarquer, en outre. que l'électricité élève moins que le gaz le degré hygrométrique de l'air et n'y projette point de particules charbonneuses. »

C'est surtout au point de vue de la chaleur dégagée que les appareils à gaz sont défectueux. Cette chaleur est telle que dans un grand nombre d'ateliers de couture, il n'y a pas d'appareils de chauffage, le gaz d'éclairage suffisant à élever la température 1). En été, les fenêtres étant parfois ouvertes. les inconvénients sont moindres qu'en hiver. Il est vrai que lorsqu'on ouvre les fenêtres pendant la belle saison, on ouvre aussi les portes, ce qui expose les ouvrières placées dans les courants d'air à des refroidissements. Mais en hiver, l'atelier a portes et fenêtres closes, il est occupé par le plus grand nombre possible d'ouvrières. car c'est « la pleine saison » des commandes et les fourneaux à gaz qui chauffent les fers sont largement employés. Il y a des maisons où ces fourneaux à chauffer les fers sont allumés dès le matin par les garçons de service, chargés de les éteindre le soir, les ouvrières ne devant pas avoir d'allumettes à leur disposition.

A toutes ces conditions dont une seule suffit amplement à faire de l'air un air irrespirable, il faut ajouter la chaleur des becs de de gaz placés à peu de distance de la tête des travailleuses. Concluez vous-même de ce que peut être l'atmosphère d'un tel milieu. Du reste, voici décrit en quelques mots un des ateliers d'une des plus grandes maisons de couture de Paris. Superficie = 25 mètres carrés ; deux vitrages de deux mètres de côté, laissant passer la lumière du jour avec pour chaque vitrage un seul panneau mobile de 0 m. 70 de côté par où pénètre l'air du dehors :

---

1 Celle-ci est toutefois très insuffisante en hiver pendant le début de la journée de travail.

une porte d'entrée donnant dans un couloir étroit aboutissant à un escalier où deux personnes ne peuvent passer de front : trois fourneaux à gaz pour les fers ; 7 appareils d'éclairage au gaz verres blancs cylindriques) et de 18 à 25 ouvrières !

Et c'est sur ce « patron » que sont installés l'immense majorité des ateliers de couturières ou de modistes. Heureuses encore quand celles-ci ne sont pas reléguées dans un sous-sol, où passent des conduites d'eau. plus ou moins volumineuses, entretenant une perpétuelle humidité.

Un autre grave inconvénient de la vie d'atelier ou de magasin, c'est l'installation des cabinets d'aisances. Les employés peuvent, il est vrai, s'absenter quand ils éprouvent un besoin, mais ils ne peuvent toujours satisfaire à la nécessité, au moment opportun, retenus qu'ils sont parfois par une vente longue et difficile ou remettant à plus tard la satisfaction de ces besoins, parce qu'il faut descendre parfois jusqu'au sous-sol pour gagner les cabinets. De là, tout le groupe des affections par rétention volontaire de l'urine ou des matières fécales : constipation, hémorrhoïdes, etc.

Ce qui est plus grave, c'est la déplorable façon dont sont tenus les water-closets. Les clients, eux, ne voient que les locaux qui leur sont réservés et point ceux auxquels ont accès les employés. Nous pourrions citer tel grand magasin, où, il y a peu de temps, acheteurs et vendeurs disposaient des mêmes lieux d'aisances tellement sales, que les clients qui y avaient une fois pénétré n'y voulaient plus retourner, obligeant ainsi la direction à établir pour le public des water-closets spéciaux. Mais l'installation des employés est restée la même : c'est un local rectangulaire présentant d'un côté des urinoirs tels que ceux des gares, où l'urine, coulant sur les ardoises, répand dans l'air son odeur pénétrante. En face des urinoirs se trouvent plusieurs cabinets séparés par des cloisons n'atteignant pas le plafond fermés par des portes basses au-dessus desquelles passe facilement le regard d'un homme de taille moyenne. Il n'y a pas de siège pour s'asseoir, pas de trappe que le poids du corps fait basculer, mais dans le sol un simple trou où doivent tomber les matières fécales qu'entraîne imparfaitement une simple chasse d'eau. C'est dire si le ciment de chaque stalle est couvert d'ordures et de papiers souillés.

Quant aux water-closets pour les employés femmes, séparés des précédents, ils sont, dans quelques cas rares, tout autres. Certains magasins ne présentent au point de vue de cette installation aucune défectuosité. Mais ce parfait ordre de choses ne devrait pas être l'exception, il devrait être la règle.

En dehors des affections propres à la généralité des ouvriers et des employés, il y a des troubles spéciaux, dus au travail particulier exigé de quelques sujets.

C'est ainsi que, dans les grands magasins, les emballeurs, les expéditeurs, les caissiers qui s'occupent de certains services rélégués aux sous-sols sont plus atteints que leurs camarades, travaillant aux étages supérieurs. C'est ainsi que dans les grandes maisons de couture, les jeunes filles jouant le rôle de mannequins sont plus exposées que leurs compagnes aux troubles gastriques, parce que, aux conditions générales que nous avons citées vient s'ajouter une constriction exagérée du corset. Et cette constriction est obligatoire pour permettre de faire valoir par la sveltesse de la taille les modes que le couturier veut lancer ou les costumes qu'il veut vendre. Cette constriction particulièrement néfaste chez les mannequins, l'est aussi d'une manière générale chez toutes les employées. Aussi Mme la doctoresse Marie Pierre nous écrivait à ce sujet : « Les malaises persistants de l'appareil digestif sont des plus fréquents. Je les attribue et les malades les attribuent elles-mêmes à la nécessité de rester toute la journée et de prendre leur repas de midi étroitement serrées dans des corsets qui doivent rendre la taille mince quelle que soit la corpulence du sujet, cette taille mince étant de rigueur dans la corporation. »

Il est enfin un certain point qu'il ne faut pas laisser de côté : c'est l'état nerveux d'une grande partie des jeunes hommes ou des jeunes femmes occupées dans ces vastes usines de la coquetterie et du luxe. Et quand nous disons état nerveux, c'est plutôt état cérébral que nous devrions dire. Pour certains employés le repos de la nuit est insuffisant, et ce manque de sommeil est des plus propices à la production des désordres nerveux cérébraux. Pour d'autres, au contraire — et cela est surtout vrai pour quelques femmes atteintes de tares spéciales, le travail en commun, les conversations, les frôlements, entretiennent un perpétuel état d'agitation, provoquent des accidents qui sont du ressort des neurologistes et des aliénistes, quand il n'arrive pas que ces accidents — parfois largement propagés — relèvent des syphiligraphes. Il y a là une véritable hygiène morale, dont les patrons ne doivent pas se désintéresser. Il faut à tous ces jeunes gens, à toutes ces jeunes femmes de saines distractions qui puissent reposer à la fois le cerveau et le corps, et à cet égard nous ne saurions qu'approuver pleinement les directeurs des grands magasins qui favorisent la création parmi leurs employés de groupements sportifs divers : escrime, tir, vélocipédie, etc.

CHAPITRE V.

Des réformes à apporter au point de vue de l'hygiène dans les grands ateliers de couture et dans les grands magasins.

De même que le médecin, après avoir établi le diagnostic d'une maladie, doit, pour achever son œuvre, instituer le traitement propre à soulager et à guérir son client, de même l'hygiéniste, après avoir fait connaître les dangers propres à telle ou telle profession, doit rechercher et indiquer les mesures propres à diminuer ou à faire disparaître les inconvénients qu'il a signalés. C'est pourquoi nous allons dans ce dernier chapitre exposer les réformes qui nous paraissent devoir être adoptées au point de vue de l'hygiène des grands ateliers de couture et des grands magasins.

L'indication la plus importante est de chercher à diminuer les causes de propagation des maladies contagieuses en général et de la tuberculose en particulier. Pour les marchandises étrangères, on devra toujours procéder à leur rigoureuse désinfection, et cela d'autant plus soigneusement que les pays d'origine auront un état sanitaire plus mauvais (1).

Pour les employés il faudrait leur rappeler — à eux et à la clientèle — la facilité de la contagion tuberculeuse par des écriteaux

1 Cette désinfection devrait être pratiquée rigoureusement pour les objets ayant déjà servi et qui de tous les coins de Paris viennent s'amonceler à l'Hôtel des Ventes.

très nombreux où il serait expressément recommandé de ne pas cracher par terre.

Ces écriteaux seraient placés bien en vue et, croyons-nous, plus utiles que les crachoirs remplis de sciure de bois imbibée de sublimé. En effet, comme il ne saurait malheureusement être question de faire admettre aux patrons des crachoirs élevés au-dessus du sol, il arrivera, ce qui arrive presque toujours en pareil cas, que clients et employés enverront leurs expectorations en dehors des récipients placés à terre. Ce qui serait mieux encore, ce serait de prohiber complètement les tapis. Le sol des grands ateliers comme des grands magasins devrait être formé de dalles que l'on pourrait facilement laver avec de l'eau additionnée d'un désinfectant quelconque. Balayer et épousseter équivalent le plus souvent à déplacer seulement les poussières, tandis que le lavage ne les fait point voltiger dans l'air.

Il faudrait aussi que la nuit tous les ateliers, tous les rayons fussent largement aérés.

Les courants d'air qui peuvent être dangereux dans la journée, loin d'être redoutés après le départ des employés, devraient être provoqués. Enfin, et pour terminer avec la question de prophylaxie des maladies contagieuses, notamment de la tuberculose, un examen médical mensuel devrait être imposé à tous les employés et tous les cas confirmés ou même suspects devraient être dirigés sur un sanatorium, celui-ci pouvant appartenir en propre au directeur de la maison et être réservé à son personnel.

Quant aux maladies de l'estomac si fréquemment observées, on les diminuerait si on accordait pour les repas une heure et demie au lieu d'une heure. Ce temps serait divisé en deux parties : 3/4 d'heure pour le repas proprement dit, 3/4 d'heure pour sortir, en recommandant toutefois d'aller passer ces trois derniers quarts d'heure dans les jardins à proximité desquels se trouvent placés la majeure partie des grands magasins (1).

Dans aucun cas la direction ne devrait vendre d'alcool aux employés, telle cette maison qui sert à son personnel une tasse de café pour 0,15 ou une tasse avec cognac ? pour 0,25.

1) Bon marché, square du bon marché ; Louvre, jardin du Louvre, et des Tuileries ; Galeries Lafayette et maisons de couture de ce quartier, square de la Trinité ; Printemps, square de la Chapelle-Expiatoire ; Pygmalion, square de la Tour Saint-Jacques ; Belle-Jardinière, Pont-Neuf, Samaritaine, jardins situés sous le Pont-Neuf, etc.

Quant à demander aux chefs des grands magasins de nouveautés d'établir pour les femmes, comme le voudrait la doctoresse Marie Pierre, un uniforme spécial composé d'une blouse flottante sous laquelle les employées ne serait pas obligées de se sangler dans un corset, et qui mise le matin au magasin serait retirée avant la sortie, nous ne pensons pas cette réforme proche et facilement réalisable. Il est, par contre, indispensable d'éclairer les jeunes femmes, chaque fois que l'occasion se présente, sur les dangers que leur fait courir le port d'un corset trop serré.

Mieux vaut chercher à obtenir des patrons que les employés aient, comme en Angleterre, le droit de s'asseoir. Pour que la chose fût possible il suffirait d'établir dans tous les rayons des sièges se relevant automatiquement comme les strapontins de théâtre, ce qui ne gênerait en rien la circulation. Et comme l'employé, homme ou femme, est dans la plupart des magasins, intéressé à la vente, il ne prendrait pour s'asseoir que le temps où il serait inoccupé.

Enfin, pour l'hygiène générale, il faut éviter le surmenage résultant des veillées ou trop fréquentes, ou trop prolongées, et surtout proscrire le travail du Dimanche. Mais par-dessus tout il faudrait qu'une commission générale d'hygiène s'occupât de la surveillance des grands ateliers ou des grands magasins. Dans bien des cas, patrons ou patronnes pèchent seulement par ignorance, tandis qu'éclairés les uns et les autres s'empresseraient de réaliser pour leurs ouvrières, pour leurs employés, les meilleures conditions d'hygiène.

En cas de mauvaise volonté des directeurs, la commission interviendrait.

Ce serait ainsi aider la science moderne à combattre la tuberculose, ce terrible fléau, qui cause à lui seul plus de ravages que toutes les épidémies ensemble, qui tue à lui seul le cinquième de la population. Ce serait diminuer l'étiolement et le surmenage des individus et permettre d'obtenir d'un personnel alors plus robuste un travail plus productif avec moins de fatigue 1).

1) Nous estimons aussi que toutes les maisons de modes, de couture, d'une certaine importance, devraient posséder, à l'instar de quelques grands magasins, un local spécial, dit infirmerie, ou une personne instruite des premiers soins à donner à un malade pourrait, en cas de besoin, recevoir, panser et soigner la victime d'un accident quelconque : syncope, entorse, piqûre, plaie, contusion, etc....

CHAPITRE VI.

Quelques notes sur l'hygiène des administrations publiques : Postes, Télégraphes, Téléphones, Mont-de-Piété, etc.

Les réformes que nous souhaitons voir introduites dans l'hygiène des grands magasins et des grands ateliers, l'État devrait les introduire dans l'Hygiène de ses administrations, donnant ainsi l'exemple, facilitant ainsi le progrès vers le bien.

Dans l'administration des Postes, de cinq heures à huit heures du matin, 200 facteurs et 60 commis environ travaillent dans un local assez spacieux au classement des lettres : ils ont l'autorisation de fumer et plus d'un facteur affectionne la pipe, tandis que d'autres ont un penchant sérieux pour la chique. Les crachoirs sont rares et point à la portée de chacun, aussi crache-t-on par terre. Dans un local voisin se trouvent environ 200 facteurs d'imprimés effectuant leur triage dans les mêmes conditions que leurs camarades et cela de 4 h. 1 2 à 8 heures du matin.

On procède au balayage à 8 heures du matin sans arroser, bien entendu. Cette opération est confiée aux facteurs assistants. La poussière se répand dans l'air en nuée épaisse et étouffante, mais les fenêtres sont closes, parfois vissées, c'est la consigne. Aussi ces fenêtres ne peuvent, du moins en hiver, être ouvertes. Si, par hasard, on peut arriver à les faire ouvrir, elles sont placées de telle manière qu'un violent courant d'air s'établit qu'on ne peut prolonger sans risques.

Au deuxième étage du même hôtel des Postes, au local dit du Départ, le service commence à 6 heures du soir et se prolonge jusqu'à 4 heures du matin. Les employés qui viennent à cette heure pour remplacer leurs camarades respirent les mauvaises odeurs de la nuit, la fumée de tabac, toutes les émanations dues à l'agglomération et toutes les poussières du nettoyage qui vient d'être fait.

Les frotteurs, en effet, balayent sans arroser et se contentent de jeter d'espace en espace quelques poignées de sciure de bois.

Puis des femmes enlèvent la poussière ; mais au lieu de procéder à cet ouvrage avec soin en se servant d'un linge à meubles, c'est avec un plumeau qu'elles se livrent à ce travail, de sorte que les bureaux sont envahis pendant plusieurs heures par une poussière intense.

Le service du départ reçoit en outre pendant la nuit de cinq à six cents sacs de lettres qui proviennent de Paris, de la Banlieue, de l'Étranger. Ces sacs sont loin d'être inodores, mais ceux qui viennent des paquebots et qui peuvent être les agents propagateurs d'affections contagieuses existant dans les pays d'où ils proviennent sont en outre empreints d'une mauvaise odeur d'huile, bien faite pour indisposer les employés souvent à jeun à cette heure.

Le chauffage est défectueux dans les salles. Le calorifère fonctionne tous les ans du 1ᵉʳ novembre au 1ᵉʳ avril, quelle que soit la température : c'est l'ordre de l'administration, et il n'est pas rare d'observer des températures de 24° à 25°.

Même chose se produit dans l'administration des téléphones et rue Gutenberg le thermomètre atteint fréquemment *plus* de 25 degrés. Dans ce bureau téléphonique que nous citons, les water-closets sont à l'heure actuelle déplorablement tenus. Les fenêtres sont nombreuses dans les locaux, mais elles ne sont jamais ouvertes, ou alors, si une aération existe momentanément, c'est par de violents courants d'air qu'est parcourue la salle.

Et ces défectueuses conditions d'hygiène ne sont point particulières à Paris ; la lettre suivante, adressée au *Matin* par un abonné, établit que la Province n'a sous ce rapport rien à envier à la capitale :

« Dans les bureaux de postes et télégraphes de province, on semble se désintéresser de la santé des employés. En général, les locaux y sont infects, jamais blanchis ou lavés, et surtout jamais aérés pendant la journée.

Avec cela, les odeurs de cire, les poussières occasionnées par le service postal vicient l'air, et les employés sont obligés de respirer tous ces microbes pendant huit heures de service (on n'en impose que sept au Central).

Il en résulte de nombreux congés de maladie pour anémie, bronchite et tuberculose. Il faut bien l'avouer, 40 % des employés sont tuberculeux.

Pourquoi ne pas veiller rigoureusement à l'aération permanente et à l'hygiène des bureaux de postes et télégraphes ?

Il y a bien une circulaire rappelant aux receveurs qu'ils doivent veiller au bon entretien de l'intérieur des locaux, mais on n'en tient compte nulle part, les frais de régie étant généralement in-suffisants. »

Un Abonné.

Nous sortirions des limites que nous nous sommes tracées si nous nous étendions davantage. Il y aurait, en effet, encore beau-coup de choses à dire sur l'hygiène des administrations publiques, par exemple sur les Monts-de-Piété, où l'employé déjeune au bureau tout en signant et délivrant les reconnaissances qu'on vient « dégager » : où tous les « engagements » sont empilés sans souci que tel matelas peut provenir d'un intérieur de tuberculeux, tel autre d'une chambre malpropre qu'a visité la scarlatine, où la rougeole, etc. De même pour les Bibliothèques publiques : n'y a-t-pas un véritable danger, ainsi que nous le signale notre excellent confrère M. le docteur Ponzio, qui a fait de si remarquables tra-vaux sur la tuberculose, dans cette circulation entre mille mains de livres tachés et souillés par une certaine catégorie de lecteurs. Nous voulons parler de ceux qui ne peuvent lire un ouvrage sans en tourner les feuillets avec leurs doigts préalablement humectés de salive, et dans celle-ci, que ne peut-il y avoir : germe de tuber-culose, germe de syphilis parfois. Aussi serions-nous désireux que sur le plat de chacun des livres de ces bibliothèques fut collée une étiquette avec ces mots : On est prié de ne pas feuilleter ce livre avec les doigts mouillés de salive.

Citer d'autres exemples nous serait facile, mais nous entraî-nerait trop loin. Nous avons voulu simplement montrer par ce travail, qu'en plein milieu civilisé, instruit, en pleine époque scientifique, alors que la contagion des maladies est connue, et connus aussi les moyens de s'y soustraire, la routine règne en maîtresse, et que tout est encore à faire pour obtenir une saine réglementation d'hygiène pour ces grandes agglomérations que forment les ouvrières des grands ateliers, les employés des grands magasins.

Paris, 20 Février 1900.

Clermont (Oise). — Imprimerie Daix frères.